# BEI GRIN MACHT SICH IHR
# WISSEN BEZAHLT

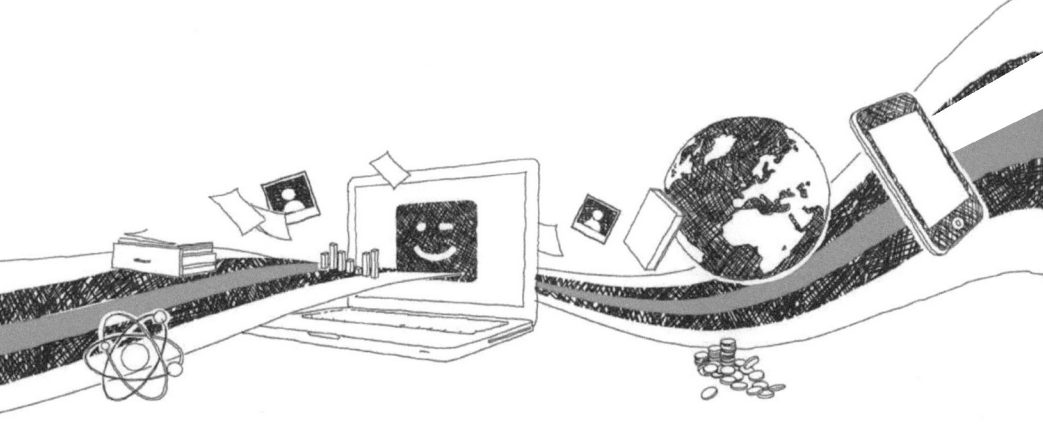

- Wir veröffentlichen Ihre Hausarbeit,
  Bachelor- und Masterarbeit

- Ihr eigenes eBook und Buch -
  weltweit in allen wichtigen Shops

- Verdienen Sie an jedem Verkauf

## Jetzt bei www.GRIN.com hochladen
## und kostenlos publizieren

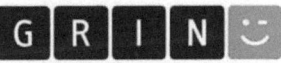

Gisbert Stein

# Der Einfluss von Führungsverhalten auf betriebliche Fehlzeiten

GRIN Verlag

**Bibliografische Information der Deutschen Nationalbibliothek:**

Die Deutsche Bibliothek verzeichnet diese Publikation in der Deutschen National-
bibliografie; detaillierte bibliografische Daten sind im Internet über http://dnb.d-
nb.de/ abrufbar.

**Impressum:**

Copyright © 2010 GRIN Verlag GmbH
Druck und Bindung: Books on Demand GmbH, Norderstedt Germany
ISBN: 978-3-656-19221-3

**Dieses Buch bei GRIN:**

http://www.grin.com/de/e-book/193824/der-einfluss-von-fuehrungsverhalten-auf-
betriebliche-fehlzeiten

**GRIN - Your knowledge has value**

Der GRIN Verlag publiziert seit 1998 wissenschaftliche Arbeiten von Studenten, Hochschullehrern und anderen Akademikern als eBook und gedrucktes Buch. Die Verlagswebsite www.grin.com ist die ideale Plattform zur Veröffentlichung von Hausarbeiten, Abschlussarbeiten, wissenschaftlichen Aufsätzen, Dissertationen und Fachbüchern.

**Besuchen Sie uns im Internet:**

http://www.grin.com/

http://www.facebook.com/grincom

http://www.twitter.com/grin_com

# Hausarbeit

# „Der Einfluss von Führungs-
# verhalten auf betriebliche
# Fehlzeiten"

## Leuphana Universität Lüneburg

**Studiengang:**  MPH – Gesundheitsprävention und
Gesundheitsförderung

**Seminar:**  Gesundheitsdefinition und - konzepte

**Student:**  Gisbert Stein

**Datum:**  15. August 2010

# Inhalt:

Hinweis:
Der Schweizer Arzt und Autor Jürg Willi prägte einmal den Satz: „Wenn man/frau mit seiner/ihrer Partner/in zusammenleben will, so wird er/sie zu ihr/ihm in ihre/seine Wohnung ziehen". Solche Sätze wollte ich in dieser Arbeit vermeiden, ich bitte daher die Leserinnen und Leser um Verständnis, dass ich mich daher ausschließlich für die männliche Sprachform entschieden habe.

# 1    Einleitung

Beschäftigte bilden meist den wesentlichen Kostenfaktor sowohl im Produktions- als auch im Dienstleistungsbereich und so hat betriebliches Fehlzeitenmanagement unter kosten- und ressourcenrelevanten Gesichtspunkten eine entsprechend große Bedeutung für unternehmerisches Handeln.

Unterschiedliche Beeinflussungsmöglichkeiten, wie Fehlzeitengespräche, Verbesserung von Arbeitsbedingung und Gesundheitspräventionsmaßnahmen, werden heute angewandt, um das Ausmaß der Fehlzeiten zu verringern. Dabei lässt sich nachweisen, dass insgesamt der Krankenstand in Deutschland seit Jahren deutlich gesunken ist (BKK 2008, Quelle Internet S. 1). Waren es im Jahr 1991 z.b. noch 25 Krankentage je Versichertem der BKK, reduzierte sich deren Anzahl auf 12,4 Tage im Jahr 2006.

Ursächlich für diese Entwicklung scheint aber in erster Linie die Angst vor dem Verlust des Arbeitsplatzes zu sein, sodass geringere Arbeitsunfähigkeitstage weniger eine Folge der eingeleiteten Maßnahmen und eine Frage höherer Gesundheit, ist als vielmehr ein Fall von „Präsentismus".

Verstärkt in den Blick von Unternehmensleitung gerät zunehmend die Frage, in wie fern Führungsverhalten ebenfalls als Einfluss- und Steuerungsfaktor angesehen werden kann. In mehreren Studien wurde der Einfluss von Führungsverhalten von Vorgesetzten auf die Arbeitsqualität der Mitarbeiter (Fuchs 2006) oder den allgemeinen Gesundheitszustand (Wilde et al. 2008, S. 102) untersucht. Die Ergebnisse zeigen einen eindeutigen und direkten Zusammenhang und geben Hinweise auf gesundheitsförderndes Führungsverhalten.

In dieser Arbeit soll daher die Frage genauer erörtert werden, welchen Einfluss Führungsverhalten auf betriebliche Fehlzeiten hat. Es sollen zunächst die Erscheinungsformen, das Ausmaß und die Ursachen betrieblicher Fehlzeiten beleuchtet werden, um dann den Einflussfaktor „Führungsverhalten" als ein mögliches Instrument zur Reduzierung von Fehlzeiten zu betrachten und in Beziehung setzen zu können. Dabei wird sowohl Bezug genommen auf diesbezügliche Veröffentlichungen als auch die persönlichen Erfahrungen des Autors als langjähriger Geschäftsführer zweier mittelständischer Unternehmen im Bereich des Gesundheitswesen und als freiberuflicher Trainer von Personalentwicklungsmaßnahmen bei Führungskräften.

## 2 Betriebliche Fehlzeiten

Im Jahr 2006 erreichten die Fehlzeiten in Deutschland mit 3,5% einen historischen Tiefstand (Brandenburg/Nieder 2009, S. 11). Inzwischen steigen die Zahlen wieder, insbesondere im Bereich der psychischen Erkrankungen kommt es zu deutlichen Steigerungsraten und unter dem Gesichtspunkt von Konkurrenzfähigkeit und Wirtschaftlichkeit wird diese Entwicklung von vielen Unternehmen als ein hoher Risikofaktor angesehen, den es gilt, im Hinblick auf einen dauerhaften unternehmerischen Erfolg, auf ein höchst mögliches Maß zu minimieren.

### 2.1 Was sind Fehlzeiten?

Betriebliche Fehlzeiten sind genau genommen nicht nur krankheitsbedingte oder motivationsbedingte Fehlzeiten sondern auch Abwesenheitszeiten durch Urlaub, Fortbildung, Dienstreisen oder anderweitige gesetzliche geregelte Abwesenheitszeiten. Allgemein formuliert sind Fehlzeiten alle Zeiten, in denen der Arbeitnehmer seine Arbeitskraft dem Arbeitgeber nicht zur Verfügung stellt. Ein besonderes Augenmerk kommt dabei dem betrieblichen Krankenstand zu, der mit über 50% den höchsten Anteil der Fehlzeiten ausmacht (Brandenburg/Nieder 2009, S.13). Auch wenn Brandenburg und Nieder mit der 50%-Angabe irrt, da der größte Teil der Fehlzeiten durch Urlaub zu Stande kommt, mindert es nicht die Notwendigkeit des Blickes auf die krankheitsbedingten Fehlzeiten. Wobei noch unterschieden werden sollte zwischen medizinisch notwendigen und motivationsbedingten Arbeitsunfähigkeitszeiten. Während gesetzlich geregelte Fehlzeiten feststehen und daher nicht beeinflussbar sind, können Unternehmen u.a. durch betriebliche Gesundheitsförderung einwirken auf medizinisch notwendige und motivationsbedingte Abwesenheitszeiten.

Fehlzeiten können sich negativ auf die Wettbewerbssituation auswirken, da sie sowohl die Produktionsabläufe beeinflussen als auch die Zusammenarbeit und das Miteinander Beschäftigten tangieren. Unternehmen betrachten daher Fehlzeiten im Sinne von Arbeitsunfähigkeitszeiten nach drei unterschiedlichen Gesichtspunkten: Fehlzeiten als Kostenfaktor, Fehlzeiten als Störfaktor und Fehlzeiten als Signal oder Reaktion auf unbefriedigende Zustände am Arbeitsplatz (Brandenburg/Nieder 2009, S. 52).

Arbeitsunfähigkeitszeiten bedeuten aufgrund der bestehenden Lohn- und Gehaltsfortzahlungsregelungen für ein Unternehmen ein erheblicher Kostenfaktor. Dazu eine Beispielrechnung für ein Unternehmen mit 1000 Mitarbeiter: Bei einem Krankenstand von 5,0%, (50 MA) einer durchschnittlichen Gehaltsersatzleistung von 190.-€ täglich/Mitarbeiter ergibt sich ein Betrag von 9.500.-€ Ersatzleistung pro Tag. Bei ca. 220 Arbeitstagen pro Jahr bedeutet dies ein Gesamtsumme in Höhe von 2.090.000.-€ pro Jahr. Eine Reduzierung der Arbeitsunfähigkeitszeit um 1% auf 4,0% würde in diesem Fall eine Summe von 418.000.-€ / Jahr an Ersatzleistungsreduzierung ausmachen.

Fehlzeiten haben aber nicht nur direkte finanzielle Folgen für ein Unternehmen, sondern auch indirekte Auswirkungen entstehen zum Beispiel durch hohe Versicherungskosten, sinkende Produktivität, hohe Fluktuation der Mitarbeiter, sinkende Artaktivität als Arbeitgeber und ein schlechtes Außenimage. Sie erweisen sich daher auch als Störfaktor für die Kollegen durch zusätzliche Belastung und Zwang zur Mehrarbeit, zwingen die Vorgesetzten zu organisatorischen Maßnahmen, wie Regelung der Stellvertretung und führen zu einen weiteren Erfolgsdruck zur Fehlzeitenreduzierung.

Fehlzeiten können auch ein Signal oder Symptom dafür sein, dass von betrieblicher Seite etwas nicht stimmt und verändert werden sollte. Sie können somit auch Anlass einer genaueren Analyse der Gegebenheiten sein und somit die Chance bieten einer Verbesserung der Bedingungen. Denn Mitarbeiter bleiben erfahrungsgemäß seltener zu Hause, wenn sie sich im Unternehmen wohl fühlen.

Fehlzeiten als wesentlichen Indikator für den Gesundheitszustand der Beschäftigten zu sehen, so wie es Böhlert darstellt, der sie als „das auffälligste Indiz für die Gesundheitssituation der Beschäftigten" (Böhlert 2010, S.5) sieht, ist allerdings nach Ansicht des Autors zu kurzsichtig und vernachlässigt die Betrachtung motivationsbedingten Fehlzeiten und der verschiedenen Motivlagen für Anwesenheit am Arbeitsplatz.

So verschiedenartig die Auswirkungen von Fehlzeiten auch sind, so vielfältig sind auch ihre Ursachen. Hier können zum Beispiel die persönliche Lebenssituation, die Wohnverhältnisse, die wirtschaftliche Situation, das Geschlecht, die Einstellung zur Arbeit, die Qualifikation und nicht zu vergessen auch der tatsächliche gesundheitliche Zustand des Beschäftigten eine Rolle spielen, aber auch die organisatorischen Bedingungen und sozialen Faktoren im Unternehmen können maßgeblich sein.

Die Einflussfaktoren für das Entstehen von Fehlzeiten sind vielfältig, in der Literatur werden nach Angaben von Brandenburg und Nieder (2009, S. 14) mehr als 200 Faktoren benannt. Zusammenfassend lassen sich mit folgender Grafik darstellen:

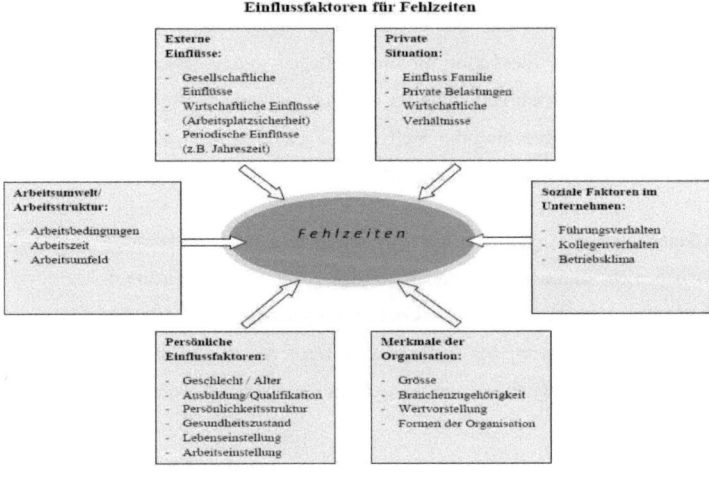

Abb. 1 nach FHS St. Gallen 2010, verändert Stein

## 2.2 Krankheits- und motivationsbedingten Fehlzeiten

Laut Angaben der BKK (vgl. BKK 2009, Quelle Internet, S.1) stieg der Anteil der Krankentage bei den Beschäftigten im Jahr 2007 im Vergleich zum Vorjahr erstmals seit langem wieder an. Aber nicht bei allen „Krankentagen" liegen tatsächliche medizinische Ursachen zu Grunde, viele resultieren aus der persönlichen Entscheidung des Mitarbeiters, zu Hause zu bleiben. In solchen Fällen spricht man von „Absentismus", der im Wesentlichen motivationsbedingt ist. Krankheitstage haben somit zwei Dimensionen und zwar eine medizinische und eine psychologische. Vor allem in der Grauzone zwischen Krankheit und Gesundheit ist die Unterscheidung über den „wahren" Grund der Fehlzeit sehr schwierig. Denn selten ist jemand völlig gesund oder völlig krank. Gesundheit und Krankheit sind vielmehr die Endpunkte einer Messlatte des körperlichen, seelischen und sozialen Befindens. Auf dieser bewegen sich Menschen im Verlauf ihres Lebens ständig hin und her – je nachdem, welchen Risiken sie ausgesetzt sind, über welche Ressourcen sie verfügen und wie sie mit beidem umgehen (vgl. Krämer 1998).

### 2.2.1 Ausmaß und die Entwicklung des Krankenstandes

Nach einer über Jahre hinweg rückläufigen Entwicklung der Krankentage veröffentlichen die Krankenkassen für das Jahr 2008 zum zweiten Mal hintereinander wieder ansteigende Krankheitstage (vgl. Grafik 1). Mit knapp 3,7% Krankentage bei BKK-Versicherten wurde der Jahresdurchschnitt von 2007 um 0,2% und der von 2006 um 0,3% überschritten. Bei - wie eingangs erwähnt - durchschnittlich 13,4 Arbeitsunfähigkeitstagen (AU-Tage = Kalendertage) pro beschäftigtem Pflichtmitglied liegen die Fehlzeiten jedoch immer noch auf einem relativ niedrigem Niveau (BKK 2009, S. 9). AOK-Mitgliedern liegen bei der Anzahl der jährlichen Krankheitstage vergleichsweise höher, hier waren es im Jahr 2008 16,9 Tage und in 2007 16,4 Tage (Macco, Schmidt 2009, S. 275). Die Techniker Krankenkasse (TKK 2010, S. 32) macht über ihre Versicherten folgende Angaben: Im Jahr 2006 waren es 10,64 AU-Tage, in 2007 11,20 AU-Tage und in 2008 11,57 AU-Tage. Wie wir sehen können unterscheiden sich die Krankenstände der einzelnen Kassenarten zum Teil erheblich. Die Ursachen hierzu dürften in den unterschiedlichen Mitgliederkreisen bzw. deren Berufs- und Alters- sowie Geschlechtsstrukturen liegen (vgl. Busch 2009, S. 426). Zur Erhebungsmethodik sei gesagt, dass der Krankenstand auf der Basis von Stichtagserhebungen der gesetzlichen Krankenkassen errechnet wird. An den zwölf Monatsersten und dem 01.01. des Folgejahres wird der prozentuale Anteil der arbeitsunfähigen Pflichtmitglieder ermittelt und auf dieser Grundlage ein Jahresmittelwert errechnet. Die Daten werden vom Bundesministerium für Gesundheit (BMG) zusammengefasst veröffentlicht. Da die statistische Erfassung der Arbeitsunfähigkeit primär auf die AU-Bescheinigung des behandelten Arztes abgestellt ist, können insbesondere bei den Kurzzeitarbeitsunfähigkeiten Untererfassungen auftreten. Ist während der ersten drei Tage eines Fernbleibens von der Arbeitsstelle wegen Krankheit dem Arbeitgeber keine AU-Bescheinigung vorzulegen (durch Gesetz oder Tarifvertrag), so erhält die Krankenkasse nur in Ausnahmefällen Kenntnis hiervon (Busch 2009, S426).

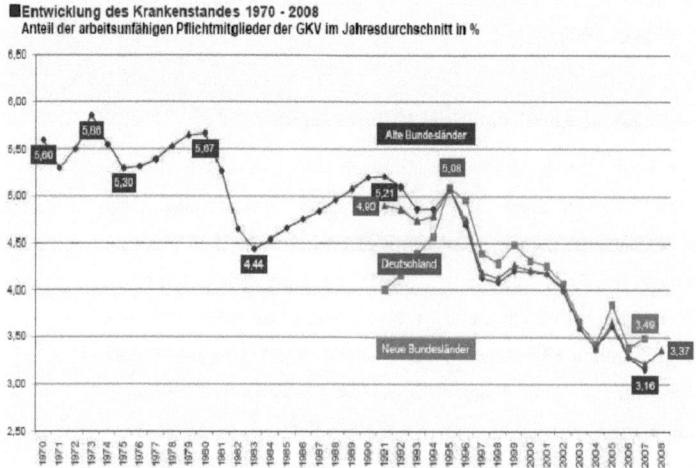

Grafik 1: Entwicklung des Krankenstandes
Quelle:  BMG 2010, Quelle Internet

Die o.g. Trendwende hat sich auch in den folgenden Jahren weiter fortgesetzt, inzwischen werden für das Jahr 2010 Zahlen veröffentlicht die darauf hindeuten, dass der Anstieg der Krankmeldungen sich doch erheblich erhöht. Der

Krankenstand in den deutschen Betrieben ist laut BMG im ersten Halbjahr dieses Jahres auf den höchsten Stand seit fünf Jahren gestiegen. Die Arbeitnehmer fehlten in den ersten sechs Monaten laut den neuesten Statistiken des Bundesgesundheitsministeriums 3,58 Prozent der Sollarbeitszeit das sind zehn Prozent mehr als im vergleichbaren Vorjahreszeitraum. Die Fehlquote entspricht vier Arbeitstagen. Allerdings melden BKK und DAK, die Krankmeldungen der Deutschen stagnieren. Nach den Daten von BKK und DAK stagniert der Krankenstand zwar im ersten Halbjahr 2010, liegt aber mit 4,2 Prozent höher als der Wert, den das Bundesgesundheitsministerium verbreitet. Die Ursache der Differenz liegt laut Aussagen der Gewerkschaft IG-Metall in der unterschiedlichen Erfassungsmethode (vgl. IG-Metall 2010, Quelle Internet, S.1). Unabhängig davon kann festgehalten werden, dass die Fehlzeiten deutscher Arbeitnehmer weiterhin extrem niedrig sind, was jedoch noch keine wirkliche Aussage über den tatsächlichen Gesundheitszustand der Beschäftigten treffen lässt.

### 2.2.2 Ursachen für die Entwicklung des Krankenstandes

Die Grafik 1 (vgl. S. 7) verdeutlicht, dass der Krankenstand in den vergangenen 35 Jahren - abgesehen von einigen Schwankungen – kontinuierlich abgenommen hat. Für diese rückläufige Entwicklung gibt es verschiedene Gründe: Zum einen wirken sich strukturelle Faktoren positiv auf den Gesundheitszustand der Beschäftigten aus, wie z. B. der Rückgang der Schwerindustrie. Der Anteil der Arbeiter in Industrie und Bau mit schwerer körperlicher Arbeit und hohen Krankenständen ging zurück, während die Beschäftigung im Dienstleistungssektor, in dem die Krankheitsrate vergleichsweise geringer ist, angestiegen ist. Des Weiteren haben verbesserte Arbeitsbedingungen, die Einführung von Gesundheitsmanagementmaß-nahmen und verkürzte Arbeitszeiten zu dieser Entwicklung beigetragen. Sicherlich haben auch betriebliche Selektionsprozesse Einfluss auf diese Entwicklung: Die Unternehmen versuchen, sich bei Kündigungswellen von weniger leistungsfähigen, häufig kranken Beschäftigten zu trennen. Die verbleibende Belegschaft ist dann im Schnitt "gesünder" und wird weniger häufig krank. Zum anderen wird der Rückgang des Krankenstandes von vielen auch als krisenbedingt angesehen. Nicht aus vorhandener

Gesundheit sondern aus Sorge, den Arbeitsplatz zu verlieren, verzichten viele Arbeitnehmer auf notwendige Krankmeldungen; aber auch missbräuchliche Krankmeldungen nehmen ab. Einer von der AOK in Auftrag gegebenen Studie zu Folge geben 71,2% der Beschäftigten an, sie seien im vergangen Jahr zur Arbeit gegangen, obwohl sie sich krank gefühlt hätten. Dies entspricht dem Niveau des Jahres 2003. 29,9% berichten davon, entgegen des ärztlichen Rates zur Arbeit gegangen zu sein und mehr als jeder fünfte Beschäftigte (12,8%) hat den Angaben nach im letzten Jahr Urlaub genommen, damit er seine Krankheit auskurieren konnte (vgl. Schmidt/ Schröder 2009, S. 95 ff).

### 2.2.3    Häufige Krankheiten bei Arbeitsunfähigkeit

Wie gezeigt, sind die Krankenstände in den vergangenen Jahrzehnten deutlich zurückgegangen, auch wenn sich seit drei Jahren eine Trendwende stabilisiert. Nach Angaben der BKK verursachen heute sechs Krankheitsgruppen 77% aller Arbeitsunfähigkeitstage. Die häufigsten Ursachen für krankheitsbedingte Fehlzeiten sind bei BKK-Versicherten Muskel- und Skeletterkrankungen, Krankheiten des Atmungssystem, Verletzungen und Vergiftungen, Psychische Störungen, Krankheiten des Verdauungssystems und Krankheiten des Herz-Kreislauf Systems (BKK 2009, S. 12). Nahmen die Psychischen Störungen vor einigen Jahren noch einen

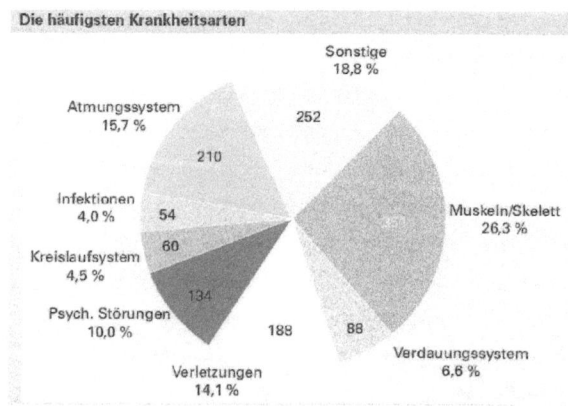

Abb.2:  Die häufigsten Krankheitsarten
Quelle: BKK 2009, S.12

9

hinteren Platz ein, so sind sie inzwischen an die vierte Stelle gerückt. Dabei sind vor allem Frauen häufiger davon betroffen als Männer und auch sehr junge Menschen (15 bis 35 Jahre) verzeichnen einen überproportionalen Anstieg bei dieser Form der Erkrankung. Schon heute bleiben 40% mehr Arbeitnehmer wegen Psychischen Erkrankungen arbeitsunfähig zuhause als noch vor 10 Jahren. Prognostisch gesehen wird davon ausgegangen, dass die Anzahl der Psychischen Erkrankungen weiter deutlich steigen wird.

## 2.2.4    Zwischenfazit

Es konnte gezeigte werden, welches Ausmaß und Bedeutung Arbeitsunfähigkeitszeiten für unternehmerisches Handeln hat. Auch wenn schon diverse Gesundheitsförderungsprogramme praktiziert werden, müssen verstärkt präventive Maßnahmen zur Verringerung der krankheitsbedingten Fehlzeiten müssen darauf abzielen, den o.g. Erkrankungen spezifische Arbeitsschutz- und Gesundheitsförderungsmaßnahmen entgegenzustellen. Dies gilt nicht nur für den Bereich der psychischen Erkrankungen sondern  auch für die anderen Erkrankungsarten.

Die Entwicklung des Krankenstandes, bis hin zum niedrigsten der vergangenen 35 Jahre im Jahr 2006, darf nicht darüber hinwegtäuschen, dass wir es nach allem vorhandenen Wissen weniger mit Absentismus, sondern mehr mit Präsentismus zu tun. Dies hat nach übereinstimmenden Einschätzungen nicht nur negative Folgen für die Gesundheit, sondern scheint auch deutlich höhere Kosten durch Produktivitätseinbußen mit sich zu bringen, als es üblicherweise Krankenstände tun. So berichten Schmidt und Schröder von einer amerikanischen Studie die ermittelte, „das die Kosten, die einem Unternehmen durch eingeschränkte Arbeitsfähigkeit oder Krankheit pro Beschäftigtem entstehen, zehnmal höher sind als die Kosten, die aus reinen Fehlzeiten resultieren" (Schmidt / Schröder 2010, S. 94). „Geringer Krankenstand" bedeutet noch lange nicht automatisch „gute Gesundheit" der Beschäftigten.

Dies hat nach Auffassung des Autors zur zwingenden Konsequenz, im Zusammenhang mit Gesundheit der Beschäftigten nicht nur den Blick auf die Statistik der AU-Fähigkeitstage zur richten sondern auch auf die negativen Folgen und Vermeidung von Präsentismus.

In wie fern Führungsverhalten diesen Prozess und diese Aspekte beeinflussen kann, soll im Weiteren erörtert werden.

## 3    Arbeitsunfähigkeitszeiten und Führung

Fragt man Führungskräfte nach dem Krankenstand in ihrem Unternehmen und dessen Gründe, werden in den Antworten meist Aspekte wie Überalterung der Belegschaft, mangelnde Motivation, äußere Rahmenbedingungen oder hohe Arbeitsbelastung aufgrund des größeren Wettbewerbs benannt. Das eigene Führungsverhalten oder das der Kollegen als möglicher Einflussfaktor für Fehlzeiten wird nicht angeführt. Dies die Erfahrung des Autors aus diversen Personaltrainings mit Führungskräften aus Wirtschaft und Dienstleistung. Dabei deutet  inzwischen einiges darauf hin, dass das Ausmaß krankheitsbedingter Abwesenheit stark vom Vorgesetzten und dessen Führungsverhalten abhängt und betriebliche Erkenntnisse zeigen, dass Vorgesetzte bei Versetzungen ihren Krankenstand mitnehmen (Haßelmann 2010, Quelle Internet S. 3 ff.).

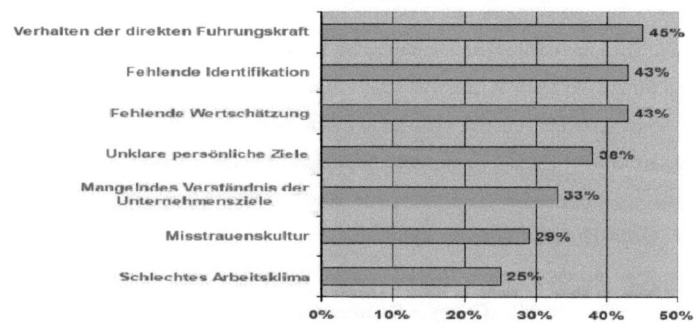

Grafik 2: Was macht MA krank?
Quelle:    Institut für Med. Psychologie

In Grafik 2 (S.11) und der entsprechenden zu Grunde liegenden Untersuchung
des Instituts für Medizinische Psychologie (IMP)  bestätigt sich der wesentliche Einfluss von Führungsverhalten auf die Erkrankungsursachen für
Beschäftigte.

Im Umkehrschluss bedeutet dies, der Schlüssel für Gesundheit von Beschäftigten liegt bei der Führungskraft.

### 3.1    Handlungskontext und Wirkung von Führungskräften

Führungskräfte werden heute in besonderem Maße von vielfältigen, oft widersprüchlichen Ansprüchen und Erwartungen  beeinflusst, die ein klares und
zielgerichtetes Handeln erschweren. Nach Gunkel (siehe Abb. 2) erleben Vorgesetzte sich daher oft eingezwängt zwischen den Anforderungen des
Unternehmens, den Wünschen und Erwartungen der Mitarbeiter, den Sach- und
Fachaufgaben sowie den allg. Koordinations- und Organisationsaufgaben (vgl.
Gunkel 2004, S. 111).

Die Führungskraft im Spannungsfeld
von Anforderungen und Erwartungen

| Erwartungen | Anforderungen des Betriebes | Eigene |
| soz. Umfeld/Familie | | Ansprüche / Werte |

Sach-, und Fach- aufgaben → **Führungs- kraft** ← Koordinations- und Organisations- aufgaben

Erwartungen und
Interessen der Mitarbeiter

Abb.2 nach Gunkel 2005,
ergänzt Stein 2010

12

Aber auch eigene Ansprüche, Werte und Normen der Führungskräfte, wie auch die Erwartungen ihres sozialen Umfeldes, insbesondere Familie, bestimmen nicht unwesentlich ihr Verhalten gegenüber den Mitarbeitern und sich selbst. Umgeben von diesen vielfältigen Anforderungen, für deren Bewältigung sie häufig nicht entsprechend qualifiziert wurden oder sich entwickeln konnten, empfinden sich Vorgesetzte vielfach „eingezwängt in einen Schraubstock". Gunkel kommt daher zu dem Schluss: „Erwiesenermaßen nehmen Vorgesetzte nachhaltig Einfluss auf Fehlzeiten, Gesundheit und Motivation ihrer Mitarbeiter, aber dies geschieht nicht im luftleeren Raum, sondern unter den Bedingungen, die sie im Unternehmen vorfinden" (Gunkel 2004, S. 112). Aber auch die Arbeitsbedingungen, an denen wiederum Vorgesetzte ebenfalls Verantwortung tragen, beeinflussen die Arbeitszufriedenheit und direkt wie indirekt die Erkrankungswahrscheinlichkeit der Mitarbeiter.

Die Frage, wie Führungskräfte ihre Möglichkeiten, Fehlzeiten zu reduzieren, bewerten, beantworteten Steers und Mowday (vgl.1981) indem sie zeigen konnten, das Führungskräfte ihren Einfluss auf das Wohlbefinden von Mitarbeitern gering einschätzen. Nach ihren Erhebungen neigen Vorgesetzte - wie zu Beginn von Kap. 3 beschrieben - dazu, die Ursachen von Fehlzeiten weniger bei sich als bei den Mitarbeitern zu suchen. Diese Einstellung verstellt ihnen, so die Autoren der Studie, den Blick, eigene Einflussmöglichkeiten zu erkennen und wirksam zu nutzen.

Dabei ist inzwischen bekannt, dass Vorgesetztenverhalten ein bedeutender Faktor hinsichtlich Arbeitszufriedenheit sowie des psychischen und physischen Wohlbefindens der Beschäftigten ist (Gunkel 2004, S. 108). Der Vorgesetzte wird somit zum zentralen Faktor in Sachen Mitarbeitergesundheit eines Unternehmens. Illmarinen und Tempel weisen in diesem Zusammenhang daraufhin, dass gutes Führungsverhalten und gute Arbeit von Vorgesetzten der einzige hochsignifikante Faktor ist, für den eine Verbesserung der Arbeitsfähigkeit zwischen dem 51. Und 62. Lebensjahr nachgewiesen wurde ( Illmarinen / Tempel 2001, S.245).

Wenn also dafür gesorgt werden soll, dass sich Fehlzeiten in einem Unternehmen reduzieren, sind Führungskräfte - wie gezeigt - in besonderer Weise gefragt. Aber nicht in erster Linie hinsichtlich einer direkten Reduzierung der

Fehlzeiten sondern primär mit Blick auf die mittel- und langfristige Gesunderhaltung der Mitarbeiter. Gesundheit ist der Motor für produktives Handeln (Arbeiten) und nicht die reine Anwesenheit.

Wie eine gesundheitsgerechte Mitarbeiterführung gestaltet werden kann, soll daher in abschließenden Kapiteln erläutert werden.

## 3.2 Gesundheitsgerechte Mitarbeiterführung

Für die gesundheitsgerechte Mitarbeiterführung sind diejenigen Elemente der Personalführung von Bedeutung, die sich auf Arbeitszufriedenheit, Motivation, Betriebsklima, Kommunikation und Gesundheit (insbesondere Motive des Gesundheitsverhaltens sowie gesundheitliche Beschwerden der Mitarbeiter) auswirken können (Orthmann et al 2010, S. 228).

### 3.2.1 Gesundheitsschädigende Mitarbeiterführung

Charakteristisch für ein falsches Führungsverhalten von Vorgesetzten und damit Ursache für das „produzieren" von Fehlzeiten sind Aspekte wie:

- unzureichende emotionale Selbststeuerung
- fehlende Anerkennung der Mitarbeiter
- zu starre Führung
- fehlende Führung
- Rollenunklarheit
- Fehler in der (eigenen) Arbeitsorganisation

(Gunkel 2010, S.115) ).

**Unzureichende emotionale Selbststeuerung** tritt häufig in angespannten Arbeitssituationen auf, die insbesondere bei Führungskräften durch die schon beschriebenen, teilweise widersprüchlichen Anforderungen ausgelöst werden. Der Umgang mit den Mitarbeitern wird dann von den Führungskraft als „stressig" erlebt, er möchte die Situation, Diskussion o.ä. final beenden und reagiert entsprechend unsachlich, pauschal und ggf. mit persönlichen Angriffen, im schlechtesten Fall sogar im Beisein anderer Kollegen.

Viele Führungskräfte sind strebsame, karrierebewusste Menschen, die die Erfahrung machen mussten, sich gegenüber anderen durchzusetzen, um die Konkurrenzsituation um die angestrebte berufliche Position gewinnen zu können. Dies schult nicht gerade den anerkennenden Blick für andere und erklärt, warum **fehlende Anerkennung** gegenüber Kollegen oft gängige Praxis ist.

„Führung" haben Führungskräfte meist nicht gelernt. Sie werden als Führungskräfte ausgewählt, weil sie fachlich gut sind. „Führung" praktizieren sie nach autodidaktischen Methoden, die abgeleitet werden von den Erfahrungen mit anderen Führungskräften. Ein häufige erkennbares Prinzip dabei heißt, alle gleich zu behandeln, um sich überhaupt noch bei den vielen Anforderungen und unterschiedlichen Dingen die zu beachten sind noch zu recht finden zu können. Dass diese **starre Führungshaltung** aber gerade aufgrund der unterschiedlichen Persönlichkeit und Situation der Beschäftigten dazu führt, keinem wirklich gerecht zu werden, wird oft nicht erkannt.

Es geht bei Führung aber auch nicht darum, es allen immer recht machen zu wollen, sondern eher darum, als Führungskraft Initiative zu zeigen, Positionen zu beziehen, Entscheidungen zu treffen, diese zu kommunizieren und zu praktizieren. Wird dies unterlassen und werden die Mitarbeiter, aus falschem Verständnis von ihnen einen Freiraum lassen zu wollen, sich selbst überlassen, führt diese Art von **fehlender Führung** zu Unsicherheit, Konflikten und dem Gefühl, unwichtig zu sein (Gunkel 2010, S. 117).

Arbeits-, Projekt- oder Sachbezogene Themen mit Blick auf den Unternehmenszweck und das Unternehmensziel stehen im Vordergrund des Arbeitsauftrages der Beschäftigten, incl. der Führungskräfte. Persönliche, private Themen sind in Arbeitsplatzbeschreibungen nicht benannt, gewinnen sie im Arbeitsalltag einen starken aktuellen Einfluss, kommt es bei Führungskräften oft zu einer **Rollenunklarheit**, sie meinen, für private Angelegenheiten von Untergebenen nicht auch zuständig zu sein.

Weit verbreitet sind auch **Fehler in der (eigenen) Arbeitsorganisation** die am ehesten dadurch deutlich werden, dass Führungskräfte meinen, alles selbst machen zu müssen, statt zu delegieren, sich damit langfristig selbst überfordern und die Kollegen passiv werden lassen, sodass sie ihre eigenen Fähigkeiten und Kompetenzen nicht zufriedenstellend ausleben können.


### 3.2.2 Gesundheitsfördernde Mitarbeiterführung

So wie Führungskräfte auf der einen Seite negativen Einfluss auf Fehlzeiten-situation und Krankenstand in Unternehmen haben können, so können Sie auf einer anderen Seite diese beiden Parameter auch positiv beeinflussen.

Eine Vielzahl von Führungsstilen wurde im Hinblick auf die Auswirkungen auf Fehlzeiten untersucht und verglichen. Im Ergebnis scheint es dabei weniger wichtig zu sein, „ob dies (Führung) autoritär oder kooperativ geschieht, wir haben so viele unterschiedliche Varianten gefunden, dass es schwer ist, einzel-ne Stile als vorbildlich herauszustellen, aber eine Sache scheint wichtig und unabdingbar: Es muss Möglichkeiten zum Gespräch über Interessen, Talente, Ziele, manchmal über Besonderheiten in der Familie und Entwicklungschancen geben ...., weil erst das regelmäßig gemeinsame Gespräch zwischen Füh-rungskräften und Mitarbeitern ermöglicht, Potenziale (das sind eben noch nicht realisierte Dinge) zu erkennen und zu Leistung zu transformieren. Kranken-stände sinken hier nebenbei" (Westermayer 2006, S. 105).

Das allgemeine Führungsverhalten kann vereinfacht durch zwei Führungsstile charakterisiert werden, den sach-orientierten und den mitarbeiterorientierten Führungsstil. Dazu heißt es im Gesundheitsreport der Barmer (2007, S. 52): „Bei der *sach- oder aufgaben-orientierten Führung* stehen die Leistung und das Arbeitsergebnis bzw. deren Kontrolle im Vordergrund; persönliche Belange der MitarbeiterInnen spielen bei der Durchsetzung der Führungsziele nur eine untergeordnete Rolle. Der mitarbeiter-orientierte Führungsstil ist dadurch ge-kennzeichnet, dass die Führungskraft in vielen Belangen Mitsprache und Entscheidungsmöglichkeiten einräumt, die persönlichen Bedürfnisse sowie Stärken und Schwächen ihrer MitarbeiterInnen berücksichtigt, gute Leistungen durch Rückmeldung anerkennt und auch Kritik offen, nicht versteckt in „Sach-aussagen". Nun könnte man glauben, der mitarbeiterorientierte Führungsstil sei das Mittel der Wahl für eine gesundheitsfördernde Mitarbeiterführung. Aber hierzu führt der Gesundheitsreport weiter aus, dass Beschäftigte für eine effektive, engagierte und zufriedene Mitarbeit vor allem dann zu gewinnen sind, wenn beides durch die Führungskraft realisiert wird: Sowohl Betonung der Sachaufgaben und Unternehmensziele als auch Aufmerksamkeit und Wertschätzung der Bedürfnisse der Mitarbeiterinnen und Mitarbeiter (Barmer 2007, S. 52).

Ein „Produzieren" von Gesundheit kann nach Gunkel (2010, S.118) beispielsweise durch Führungskräfte durch folgende Maßnahmen und Haltungen geschehen:

- **Emotional intelligentes Verhalten** (Vorbild sein, offenen und menschlichen Umgangsstil pflegen, eigene Gefühle spüren um angemessen kommunizieren und Ärger oder Enttäuschung nicht ungefiltert zum Ausdruck zu bringen, auf Gefühle anderer angemessen eingehen)
- **Lob und Anerkennung** (zeitnah, authentisch, Respekt)
- **Vermittlung von Sinnhaftigkeit der Arbeitsaufgab**en ( klare anschauliche Informationen, transparente Kundenwünsche, Bedeutung der Arbeit im betrieblichen Kontext)
- **Gestaltung der Arbeitsaufgaben** (Anpassung der Aufgaben/Arbeit an Qualifikation des Beschäftigten, Unterstützung bzw. Entlastung)
- **Gestaltung der Arbeitsbedingungen** (Ergonomie, Stressvermeidung, Angebote zum Stressabbau)
- **Mitarbeitergespräche** (regelmäßig, unter vier Augen, Erörterung von möglich persönlichen Themen, regelmäßige Team- oder Gruppengespräche)

Allerdings scheint es - wie beschrieben - so zu sein, dass die vorliegenden Erkenntnisse über die Einflussmöglichkeiten mit Hilfe eines gesundheitsfördernden Führungsstils als Führungskraft einen wesentlichen Beitrag zur Gesundheit der Beschäftigten und damit zur Reduzierung von Fehlzeiten leisten zu können, den allermeisten Führungskräften in dieser Form nicht bekannt sind. Zumindest lässt sich festhalten, dass es bislang (noch) nicht in der notwendigen Form praktiziert wird.

## 4  Zusammenfassung und Fazit

Wie gezeigt werden konnte, muss das unternehmerische Interesse einer Reduzierung von Fehlzeiten unweigerlich verbunden sein mit dem Blick auf das
Verhalten der Führungsverantwortlichen. Führungskräfte bilden den wesentlichen Einflussfaktor für motivations- und krankheitsbedingte Fehlzeiten. Durch
eine reine Verringerung von Fehlzeiten allerdings zu glauben, die Produktivität
des Unternehmens erhöhen zu können, erweist sich als äußerst eindimensionale
Sichtweise; denn Anwesenheit ist noch lange kein Garant für gute Leistungen
und Gesundheit. Es gilt vielmehr die tatsächliche Gesundheit der Beschäftigten
zu erhalten und zu verbessern.

Programme zur Fehlzeitenreduzierung sind zwar in vielen Unternehmen einge-
führt. Meist konzentrieren sie sich auf Rückkehrgespräche nach Krankheit. Hier
ist der kurzfristige Erfolg beabsichtigt, insbesondere bei Unternehmen, welche
ihre oberen Führungspositionen immer nur für wenige Jahre vergeben und mit
entsprechenden Zielvorgaben versehen. Mittlere und untere Führungskräfte
können sich in einem solchen System zu recht mit solch isolierten Program-
men, die nur am Krankheitsereignis ansetzen, nicht anfreunden und sammeln
frustrierende Erfahrungen, weil sie mit unzulänglichen Instrumenten und mit
einer falschen Orientierung an das Thema heran gehen.

Das Thema „Führungsverhalten und Fehlzeiten" muss daher eigentlich „Führungsverhalten und Gesundheit" heißen oder vielmehr „Führungsverhalten und
Gesundheitsmanagement". Im Sinne der eigentlichen Bedeutung von „Mana-
gement" (lat. manum agere = an der Hand führen), sollten Führungskräfte ihre
Kollegen „an der Hand führen" und ihnen die Möglichkeiten zu einem gesund-
heitsgerechten Arbeiten und Leben zeigen. Damit dies erfolgt, müssen viele
von ihnen erst einmal an die Hand genommen werden, denn wie beschrieben,
sehen sich viele Vorgesetzte nur in geringem Ausmaß die Verringerung der
belastungs- und gesundheitsrelevanten Prozesse zuständig. Es fehlt ihnen oft
auch nur entsprechendes Wissen über Ihre Wirkung und Möglichkeiten. Möchte man also gesundheits- und motivationsbedingten Fehlzeiten und den
möglichen Schaden durch Präsentismus in Unternehmen so gering wie möglich halten, ist es notwendig, Führungskräften wesentliche arbeitspsycho-

logische und arbeitsmedizinische Erkenntnisse zu Ursachen, Bedingungen und Folgen psychischer Über- und Unterforderung am Arbeitsplatz zu vermitteln und sie darin zu stärken, in Gesundheitsfragen Vorbild zu sein und einen Sach- und Mitarbeiter bezogenen Führungsstil zu praktizieren.

# Literatur:

| | |
|---|---|
| Badura, B./<br>Schröder, H./<br>Klose, J./<br>Macco, K. (Hrsg): | Fehlzeiten-Report. Heidelberg 2009, Springer 2010 |
| Barmer Ersatzkasse: | Gesundheitsreport 2007.Wuppertal 2007 |
| BKK | Faktenspiegel (Oktober 2008) Schwerpunkt-thema Krankenstand. http://www.bkk.de/presse-politik/presse/bkk-faktenspiegel/ausgaben-2008. Zugriff 11.07.2010 |
| BKK | Gesundheitsreport 2009. Gesundheit in Zeiten der Krise. Essen 2009 |
| BKK | Pressemitteilungen 2009, http.:\\www.bkk.de/presse-politik/presse/bkk-pressemitteilungen/itemId/29 Zugriff 08.08.2010 |
| Brandenburg, U./<br>Nieder, P.: | Betriebliches Fehlzeiten-Management. Wiesba-den 2009, 2. Aufl., Gabler |
| Busch, K.: | Die Arbeitsunfähigkeit in der Statistik der GKV. In: Badura, B./Schröder, H./Klose, J./Macco, K. (Hrsg): Fehlzeitenreport 2009, Springer 2009 |
| Bundesministerium für Ge-sundheit (BMG): | Entwicklung des Krankenstandes 1970 – 2008. http://www.sozialpolitik-aktuell.de Zugriff 08.08.2010 |
| FHS St. Gallen, Hochschule für Angewandte Wissenschaf-ten | Warum fehlen die, die fehlen? http://www.fhsg.ch/FHSHome/fhshomepage.nsf Zugriff am 06.08.2010 |
| Friedrich, I.: | Betriebliche Gesundheitsförderung bei der Salz-gitter Flachstahl GmbH. In Busch, R. / AOK Berlin (Hrsg): Unternehmensziel Gesundheit - Betriebliches Gesundheitsmanagement in der Praxis – Bilanz und Perspektiven. München und Mering 2004, 1. Aufl., Hampp |

| | |
|---|---|
| Fuchs, T.: | Was ist gute Arbeit? Anforderungen aus Sicht der Erwerbstätigen. Inqa-Bericht Nr. 19, 2. Dortmund, Berlin, Dresden Aufl., 2006 |
| Gunkel, L.: | Führungshandeln und Gesundheit im Betrieb. In Busch, R. / AOK Berlin (Hrsg): Unternehmensziel Gesundheit - Betriebliches Gesundheitsmanagement in der Praxis – Bilanz und Perspektiven. München und Mering 2004, 1. Aufl., Hampp |
| Haßelmann, U.: | Krankenstand, Führungsverhalten und Gesundheitsförderung. http: //www.feldnerkoenig.de/art-fuehr-gesund.pdf. Zugriff am 10.08. 2010 |
| Krämer, K.: | Betriebliche Gesundheitsförderung, Dortmunder Beiträge zur Sozial- und Gesellschaftspolitik, Band 19, Naegele, G. und Peter, G. (Hrsg.), LIT Verlag, Münster, 1998 |
| Macco, K. / Schmidt, J.: | Krankheitsbedingte Fehlzeiten in der deutschen Wirtschaft im Jahr 2008. In: Badura, B./Schröder, H./Klose, J./Macco, K. (Hrsg): Fehlzeitenreport 2009, Springer 2009 |
| Orthmann, A. / Gunkel, L. / Schwab, K. / Grofmeyer, E.: | Psychische Fehlzeiten reduzieren – Die Rolle der Führungskräfte. In: Badura, B./Schröder, H./Klose, J./Macco, K. (Hrsg): Fehlzeitenreport 2009, Springer 2010 |
| IG-Metall: | Krankenstand in Deutschland ist ungesund niedrig. http://www.igmetall.de/cps/rde/xchg/SID-0A456501-62F84758/internet/style.xsl/view_5160.htm. Zugriff: 07.08.2010 |
| Illmarinen, J./ Tempel, J.: | Arbeitsfähigkeit 2010. Was wir tun können, damit wir gesund bleiben. Vsa 2001 |
| Schmidt, J./ Schröder, H.: | Präsentismus – Krank zur Arbeit aus Angst vor Arbeitsplatzverlust. In: Badura, B./Schröder, H./Klose, J./Macco, K. (Hrsg): Fehlzeitenreport 2009, Springer 2010 |

| | |
|---|---|
| Steers, R. M. / Mowday, R. T.: | Employee turnover and post-decision accommo-dation processes. Research in Organizational Behavior, (1981). 3, S. 235-281. |
| Techniker Krankenkasse (TKK): | Gesundheitsreport 2010. Veröffentlichungen zum betrieblichen Gesundheitsmanagement der TK. Band 24. 2010 |
| Westermayer, G.: | Die Rolle der Führung im Betrieblichen Ge-sundheitsmanagement, in: Busch, R.; Senatsverwaltung für Inneres (Hrsg.): Gesund-heitsforum 2005. Schriftenreihe des Weiterbildungszentrums der Freien Universität Berlin, 2006, Bd.4, Berlin, S. 82-113. |
| Wilde, B./ Hinrichs, S./ Schüpbach, H.: | Der Einfluss von Führungskräften und Kollegen auf die Gesundheit der Beschäftigten - Zwei empirischen Untersuchungen in einem Wirt-schaftsunternehmen. 2008. Wirtschaftspsychologie 10:100-106 |